DE LA

SYPHILIS CONSTITUTIONNELLE

CHEZ L'ADULTE ET CHEZ L'ENFANT.

CAUSES, SYMPTOMES ET TRAITEMENT,

PAR

LE DOCTEUR **Thomas GALENZI**

(DE CONSTANTINOPLE),

EX-CHIRURGIEN INTERNE A L'HÔTEL-DIEU DE MARSEILLE.

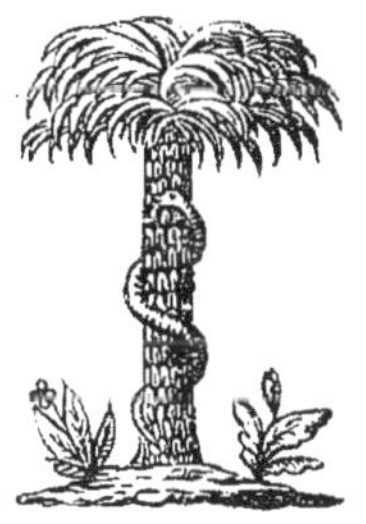

PARIS

TYPOGRAPHIE BÉNARD ET COMPAGNIE,

PASS. DU CAIRE, 2.

1848

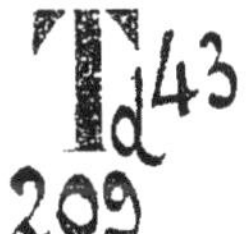

DE LA

SYPHILIS CONSTITUTIONNELLE

CHEZ L'ADULTE ET CHEZ L'ENFANT.

DE LA

SYPHILIS CONSTITUTIONNELLE

CHEZ L'ADULTE ET CHEZ L'ENFANT.

CAUSES, SYMPTOMES ET TRAITEMENT,

PAR

LE DOCTEUR **Thomas GALENZI**

(DE CONSTANTINOPLE),

EX-CHIRURGIEN INTERNE A L'HÔTEL-DIEU DE MARSEILLE.

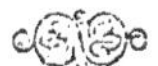

PARIS,

TYPOGRAPHIE BÉNARD ET COMPAGNIE,

PASS. DU CAIRE, 2.

1848.

A Monsieur

M. Antoine **Alléon**,

Témoignage d'une reconnaissance sans bornes.

T. Galenzi.

PRÉFACE.

Il n'est plus permis aujourd'hui d'ignorer les règles fixes de l'évolution, des symptômes et du traitement de la syphilis. M. Ricord a jeté un très grand jour sur tout ce qui se rapporte à cette partie importante de notre art.

C'est après avoir suivi pendant de longues années ses préceptes, c'est après avoir profité de ses leçons, que je me suis décidé à publier ce travail, avant-coureur d'un ouvrage volumineux que je livrerai bientôt au public, et qui contiendra tout ce qui se rapporte à cette affection.

La syphilis constitutionnelle, si terrible pour l'économie tout entière, porte encore son influence sur les générations futures ; puissent les préceptes que nous allons donner, enlever au charlatanisme et à la spéculation le monopole du traitement de cette maladie, et nous serons heureux et fier d'avoir été utile à nos concitoyens et à notre patrie.

T. GALENZI.

PARIS, le 10 Mai 1848.

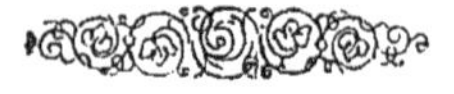

DE LA

SYPHILIS CONSTITUTIONNELLE.

On a appelé *syphilis* constitutionnelle une affection complexe qui semble due à un *virus spécifique* que l'on a appelé *virus vénérien.*

Je n'entrerai point ici dans tous les travaux qui ont été faits antérieurement et qui sont dus à des chirurgiens distingués, parmi lesquels nous citerons : Jean de Vigo, Swediaur et surtout Hunter ; je n'entrerai point dans le détail des nombreuses discussions qui se sont élevées entre beaucoup de chirurgiens, parmi lesquels se font remarquer MM. Cazenave et Ricord ; pour moi, j'admets entièrement et avec toute la confiance qu'elle mérite la doctrine de ce dernier.

Par des expérimentations nombreuses, M. Ricord a été conduit à donner une doctrine vraie et fondée sur les observations ; nous avons répété ses expériences, nous avons fait de nouvelles observations et nous sommes arrivé à des résultats très avantageux.

Causes. — Tout le monde ne peut pas avoir la syphilis constitutionnelle. Il y en a qui sont réfractaires ; cette réfraction ne provient point de l'âge, du sexe, du tempérament ou du climat, elle tient à une idio-syncraire. De même des personnes sont plus aptes à en être affectées, mais on n'est pas d'autant plus apte qu'on l'a eu plus souvent, comme on le croyait avant. La cause de toute syphilis constitutionnelle chez l'adulte provient d'un principe actif, virulent, qu'on appelle *virus vénérien*. Cet agent est inoculable ; mais du moment qu'il a passé dans la constitution pour produire l'état général, l'individu affecté ne peut plus être inoculé. Ainsi, si nous ne pouvons pas savoir à *priori* si tel ou tel individu est apte à la syphilis constitutionnelle, il est un fait dont nous sommes certain, c'est que l'individu atteint déjà par un certain genre de symptômes ne pourra plus les présenter après qu'il aura eu une syphilis constitutionnelle ou qu'il sera né avec elle.

Comment prend-on la syphilis constitutionnelle? — Des auteurs ont cru à l'existence de la syphilis constitutionnelle d'emblée ; mais, comme le dit Hunter : « Il faut se méfier de deux grandes sources d'erreurs, la fraude et l'ignorance. » Je ne crains pas de dire, avec M. Ricord, que tous les faits de syphilis constitutionnelle d'emblée sont complétement faux. On a encore admis la possibilité de la syphilis constitutionnelle d'emblée de par celui qui l'avait déjà ; on a dit qu'elle pouvait être transmise par ceux qui ont des accidents secondaires, par le lait de la nourrice, et on a cru arriver à prouver ce dernier fait, parce qu'on savait que la nourrice avait eu la syphilis, et parce qu'on savait que l'enfant ne devait rien avoir. Mais qui connaît le père d'un enfant? comme le dit M. Ricord. Ni le lait, ni aucune autre humeur de la digestion ne peuvent produire la syphilis constitutionnelle. Pour arriver à l'identité, on a admis une conclusion fausse ; le lait, a-t-on dit, peut se charger de principes médicamenteux, mais aucune humeur n'est inoculable par des nourrices. Il n'y a pas de faits où on ait la certitude qu'un enfant né de parents infectés, présentant des symptômes secondaires, ait infecté la nourrice. Toutes les fois que ces circonstances existent, le fait arrive-t-il toujours? Non. Qu'est-ce qui prouve la contagion? Il n'y a certes pas contagion comme de chancre à chancre, et de plus, il y a les conditions de réfraction. Mais admettons cela, et arrivons au cas où il y a eu contagion. Comment pourrait-on la prouver? On ne sait si la nourrice avait la syphilis constitutionnelle, ni si les enfants avaient des accidents d'hérédité; ajoutez à cela les accidents primitifs que peut avoir la nourrice, supposez qu'elle est souillée, et elle donnera la syphilis à l'enfant. En un mot, toutes les fois qu'on a bien suivi l'histoire de ces cas communiqués, où l'on suppose que la nourrice a donné, par l'allaitement, la syphilis à son nourrisson, on est arrivé à reconnaître qu'ils sont complétement faux. Quant à la blennorrhagie, regardée comme cause d'infection générale, c'est une cause évidente, comme nous le prouverons dans notre prochain ouvrage, quand cette blennorrhagie n'est que la conséquence d'un chancre induré, condition *sine quâ non* de la syphilis constitutionnelle.

L'hérédité est la seule exception à cette règle générale. L'enfant né de parents atteints de la syphilis, peut avoir la syphilis constitutionnelle. C'est une cause admise aujourd'hui par tout le monde, bien qu'elle ait été niée par Hunter, et que Broussais en ait fait douter un moment.

Nous laissons maintenant cette question de l'hérédité pour y revenir plus longuement, quand nous traiterons de la syphilis constitutionnelle chez l'enfant nouveau-né.

Quel est le mécanisme de l'infection constitutionnelle?

Elle se fait par l'absorption—lymphatique et par l'absorption veineuse. Ici, nous trouvons une autre question à étudier, à savoir si le sang est de suite ou successivement empoisonné. Il semble qu'il y a ici quelque chose de particulier, et ce qui explique le mieux ce qui se passe, c'est la toxyémie. Je crois que l'infection s'empare des diverses couches, suivant les différences de vitalité, de tissus, d'aptitude et d'affinité, et on peut le reconnaître dans les lois d'évolution. Une fois que l'infection a eu lieu, c'est fini. On ne se vérolise pas plus de plus en plus, qu'on ne se variolise davantage. Il existe après une modification profonde de l'économie, une disposition particulière que l'on peut appeler *diathèse*. Il faut remarquer qu'on peut avoir la disposition pendant un certain temps, sans avoir aucune manifestation ; mais ce temps, pendant lequel on ne présente aucun symptôme, n'a pas une durée indéfinie ; il constitue une espèce d'incubation, et M. Ricord, que je suis si souvent obligé de citer, a parfaitement étudié ces lois à Paris (1). On ne verra jamais entre la contagion qui doit aboutir à l'accident général, et la manifestation de cet accident général, s'écouler un temps de plus de six mois, ou d'un an au plus. M. Ricord n'a pas vu une seule exception à cette règle, et dans tous les cas que j'ai observés, je n'ai pas trouvé un seul fait qui lui fût contraire ; voilà le temps de l'évolution pour que les manifestations arrivent ; mais il faut que la syphilis soit livrée à elle-même et

(1) Il est à regretter que dans d'autres pays et sous d'autres latitudes on n'ait point encore étudié cette question ; espérons qu'un jour, guidés par les leçons de ce savant praticien, tous les grands centres de population apporteront leur contingent d'observations exactes pour la résolution de cette question importante.

ne soit point traitée, car dans le cas contraire l'ordre serait interrompu, et les manifestations seraient changées. Un traitement, en effet, qui intervient, peut avoir une certaine influence sur la *diathèse*, retarder plus ou moins la manifestation suivant les individus, l'empêcher pour un temps plus ou moins long, et peut-être pour toujours. Le traitement a d'autant plus d'influence, qu'on est au commencement de l'infection; mais il n'éteint pas complètement la maladie. Il y a des récidives avec des formes variées, et pour les connaître il nous faut étudier les manifestations.

Symptômes. — Une fois que la disposition est acquise, si rien n'intervient, une manifestation doit se faire dans les six premiers mois, ou tout au plus dans la première année. Si après ce temps rien n'a paru, on peut se marier sans crainte. C'est une preuve qu'on n'aura jamais rien et que la *diathèse* n'existait pas.

Il semble que certaines causes favorisent les manifestations. Ce sont des causes adjurantes, mais nous ne les connaissons pas toutes. Les écarts de régime, les orgies, les variations de température sont des causes générales qui favorisent l'apparition des symptômes, et il y a des conditions locales, comme la pipe chez les fumeurs, l'excitation du mamelon chez les nourrices, le calorique rayonnant chez les cuisinières, etc., etc.

Qu'est-ce qui indique qu'un individu est empoisonné?— D'abord, l'existence d'un chancre induré, puis l'apparition de certains ganglions et, enfin, des manifestations plus générales qui se font ordinairement à distance, mais qui peuvent avoir lieu autour de l'endroit où le *virus* a été déposé.

La manifestation secondaire peut se faire partout:

mais avant qu'elle arrive, il se passe quelque chose qu'on peut considérer comme accident, et voici comment cela a lieu : à partir de la deuxième semaine, le plus souvent après la troisième, plus régulièrement après la sixième et encore dans le cours des trois premiers mois après la contagion, le teint change, perd son brillant, devient terne et mat; l'œil est moins vif; l'individu devient mou, paresseux; les cheveux perdent de leur lustre, se sèchent, se dissocient. Quelques malades éprouvent de la gêne dans le cou, de la céphale, une douleur de tête, ordinairement sus-orbitaire. Vers les dix ou onze heures du soir, ou vers trois heures du matin surviennent des douleurs nocturnes, qui augmentent par le décubitus ou par la chaleur du lit, plutôt que par la nuit, puisqu'on les observe chez ceux qui font du jour la nuit. Ces douleurs sont exorbitantes, c'est-à-dire dans les orbites, vives, intenses; elles ne sont accompagnées ni de gonflement, ni de changement de couleur des parties : elles peuvent être symétriques, mais souvent aussi exister d'un seul côté. Elles simulent des hémi-cranies, des migraines ou des névralgies. Jusque-là, il peut n'exister rien autre chose. Si l'on laisse marcher cette névralgie, la paralysie d'une moitié de la face peut survenir, et alors, c'est la septième paire qui se prend pour le mouvement, comme la cinquième paire s'était affectée pour la sensibilité. C'est M. Ricord, le premier, qui a attiré l'attention des praticiens sur ces espèces de paralysies faciales, plus fréquentes et plus communes qu'on ne le croit. Que si la maladie continue, on ne tarde pas à observer des douleurs sous-sternales que Baglivy appelait douleurs larvées. Les articulations sont prises de douleurs qui ont le caractère des douleurs rhumatismales, douleurs préarticulaires, sans changement de couleur à la peau, ni augmentation de volume et qui n'augmentent pas par la pression ; elles sont fugaces, vagues, intermittentes et ambulantes. Si l'on suit toujours les accidents, il survient un fait très important à signaler, et sur lequel insiste beaucoup l'illustre chirurgien de l'hôpital du Midi, c'est l'engorgement des ganglions cervicaux postérieurs. Ce fait n'est pas absolu ; mais il arrive 90 fois sur 100. Si l'on tire une ligne de l'apophyse mastoïde en bas, plus on trouve ces ganglions rapprochés des apophyses épineuses, plus ils ont de la valeur pour le diagnostic, et on peut considérer comme pathognomoniques ceux qui arrivent près des apophyses mastoïdes ; on les a quelquefois confondus avec les périostoses, mais ils n'acquièrent pas un grand développement ; ils sont indolents et n'ont aucune tendance à la suppuration. Tous ces accidents peuvent être intervertis, mais il apparaît ensuite un symptôme comme une preuve de syphilis invétérée, c'est l'allopétie ou chute des cheveux. A une époque antérieure à nous, on croyait que c'était le médicament qui était cause de cette chute, et cette idée, encore enracinée chez un certain nombre de médecins, est cause d'une erreur funeste aux malades. Les cheveux en tombant, offrent un caractère particulier : c'est qu'ils restent dans le bonnet où dans les mains, tombent de partout et non pas d'un seul côté, comme dans la calvétie. Déjà, à cette période, des différences sont survenues dans la circulation générale; le pouls perd de son énergie et de sa force. Si vous écoutez les bruits du cœur, vous percevez un commencement de bruit de souffle au premier temps. Aux carotides, vous entendez le bruit de la chloro-anémie, c'est que chez tous les malades qui ont eu un chancre induré, les globules sont au-dessous de l'état normal, et cette diminution de globules est un des premiers effets de la syphilis constitutionnelle.

La saignée est donc nuisible, parce qu'elle augmente la diglobulisation. Si l'on tient compte des symptômes que j'ai détaillés, on verra qu'ils appartiennent à la chlorose; maintenant supposez une condition de chlorose qui existait déjà; supposez qu'une diglobulisation amenée par la syphilis survienne, et l'on aura la plus belle chlorose que l'on puisse imaginer. C'est encore M. Ricord qui a appelé l'attention sur cet état.

Les manifestations ont lieu dans les tissus par ordre de vitalité. On peut y remarquer le plus grand ordre, contrairement à ce que l'on a cru avant l'époque actuelle; il survient des accidents secondaires précoces, accidents plus caractéristiques, ou sur la peau ou sur les muqueuses, qui sont deux grandes portes d'élimination. Il semble que lorsque l'économie est empoisonnée, elle cherche à se débarrasser en poussant vers les surfaces ce que les anciens appelaient *action critique.* Les manifestations marchent des parties superficielles aux parties profondes; elles sont d'abord exanthématiques, puis elles forment des plaques, etc.; mais du reste nous conserverons à toutes le nom de syphilitiques. Les principales sont *l'érythème* et ses variétés; des plaques, des taches pleines ou en cercle, des éruptions érythémateuses, affectant la physionomie de la *roséole*, roséole plus ou moins confluente, car un des caractères de ces accidents est de tendre à la confluence et à l'universalité. L'éruption prend les différentes formes de la *roséole.* Il y a des taches isolées ou en cercle, qui donnent l'aspect de la rougeole la mieux caractérisée. A cette période quelquefois les tâches ne sont pas au niveau de la peau ; c'est la *période maculeuse*; elles s'éteignent sous le doigt comme dans la *roséole*. L'éruption est rosée, rouge, plus ou moins foncée; mais à cette époque il n'y a pas de *couleur cuivrée*. Les éruptions du début sont ordinairement apyrétiques, sans fièvre ni démangeaison, mais il faut remarquer que, si l'on rencontre la fièvre et la démangeaison, il ne faut pas rejeter le caractère spécifique de l'éruption, car la fièvre et les démangeaisons peuvent avoir une autre cause, et l'on commettrait une erreur. Il arrive aussi que, par la perturbation seule de l'économie, la fièvre précède et suit l'éruption. C'est du jour au lendemain quelquefois, que se font les éruptions ; il n'est pas rare de les voir arriver successivement pendant une, deux, trois semaines au plus, et c'est là un point important pour les différencier des autres éruptions vulgaires ou non spécifiques. Leur durée est plus ou moins longue, tout-à-fait indéterminée, et quand un traitement ne survient pas, elles passent à une autre forme. *L'éruption exanthémateuse* précoce, quelle que soit sa variété, peut passer inaperçue pour le malade ; alors plus tard on croira trouver un accident plus avancé, qui fera douter des accidents intermédiaires, et pourtant ceux-ci auront existé.

Période papuleuse. — Elle se dessine suivant le siége qu'elle affecte ; elle arrive surtout là où la peau se transforme en muqueuse ou prend les caractères de la muqueuse. C'est ainsi que l'anus, la bouche, les aines, le prépuce sont les régions où on l'a constatée le plus souvent. La *papule muqueuse* sécrète du muco-pus d'autant plus que les parties se touchent davantage ou qu'elles ont déjà de la fétidité. L'éruption a lieu par *papules isolées*, ou bien plusieurs papules se réunissent et forment des plaques. Elles peuvent devenir saillantes, prendre du développement, et si on les laisse marcher, elles forment des végétations. On a donné le nom de *papules plates, humides*, aux papules muqueuses du début, et on les a appelées *tubercules muqueux*, quand elles sont devenues plus saillantes. On a commis une erreur en les appelant *condylomes*, quand elles tendent à la végétation. Ces *papules* ne donnent jamais lieu à du pus inoculable ni à l'engorgement des ganglions voisins. Elles consistent dans l'hypertrophie du tissu superficiel, et elles sont susceptibles d'une parfaite guérison. Si l'on ne fait pas de traitement, l'épiderme s'altère, et l'éruption passe à la période *papulo-squammeuse*. Il y a alors un liseré persistant, que Biett avait considéré comme un signe pathognomonique, et M. Ricord a prouvé que ce signe-là existe aussi dans le *lichen*. On trouve ensuite des *plaques pleines* ou des plaques qui se forment en cercle; mais ce n'est qu'un travail plus profond et qui peut faire ressembler ces plaques à la *lèpre*, au *psoriasis*, etc. Toutes ces différences sont des accidents de siége. Si l'éruption se fait dans le cuir chevelu, comme cela arrive souvent, il y a une modification dans les sécrétions, et quand on étudie avec soin cet état, on voit que la croûte n'est pas le résultat d'une plaque, mais d'une sécrétion de la surface. Les *formes suppuratives vésiculeuses eczémateuses* sont plus rares, et peuvent exister, il est vrai, sous les différentes formes d'Herpès; mais à mesure que la syphilis vieillit, soit que le traitement soit intervenu, soit que les accidents s'éteignent, on arrive à d'autres caractères. Ainsi, quand on a passé la deuxième ou la troisième année, on ne voit plus les éruptions se faire, elles s'isolent, se groupent sous quelques points, prennent les caractères des différentes formes d'*impétigo*, d'*ecthyma* profond ou de *tubercules*. Ces accidents diffèrent des accidents précoces, en ce sens que ceux-ci sont ordinairement du côté de l'affection, tandis que ceux-là sont du côté de l'extension. Toutes ces différentes formes passent aux formes *tuberculeuses* que l'on trouve là où la diathèse existe depuis longtemps, tant par un traitement mal fait que par l'absence de tout traitement. Une forme tardive, qui constitue le dernier chaînon, c'est le *tubercule* qui intéresse toute l'épaisseur de la peau, et tend à gagner le tissu cellulaire sous-cutané. Ces *tubercules* peuvent rester secs, ou produire une altération de l'épiderme. Ils affectent une foule de formes; ils sont isolés, groupés, ressemblent au *rupia*, et peuvent prendre le caractère phagédénique; mais alors, c'est une conséquence de la constitution. Voilà quelles sont les formes de syphilides.

Caractères des syphilides en général. — Qu'est-ce qui les différencie des autres maladies de la peau? L'on doit toujours trouver pour antécédents l'existence d'un *chancre induré*, l'engorgement des ganglions sans suppuration, et s'il n'y a pas eu de traitement, une première manifestation de la diathèse, c'est-à-dire une affection de la peau, puis plus tard la série des autres formes. Il n'y a pas d'odeur particulière, comme l'a prétendu M. Vidal; la couleur est un symptôme sur lequel on a beaucoup insisté. Faloppe leur donnait la couleur du jambon dans ses différentes nuances. Swediaur a dit qu'elles avaient la couleur des différentes espèces de cuivre, et on a appelé cette couleur *couleur syphilitique.* Cette couleur existe-t-elle toujours? Au début l'éruption est aussi rouge que dans n'importe quelle autre affection, sans altération de pigman, « et la preuve, dit M. Ricord, que ce n'est pas un signe incontestable, c'est l'erreur du diagnostic de l'éruption syphilitique avec l'éruption résineuse. » Cette couleur existe souvent, alors la tache ne s'éteint plus, et à mesure que les accidents sont plus avancés, elle se prononce de plus en plus. Le siége des éruptions n'a pas une grande valeur, elle a lieu partout, aussi bien sur les organes qui ont été le point de départ de l'affection, que sur ceux qui sont placés à distance. Des syphilographes ont conclu de cela à l'existence d'un nouvel accident primitif, mais c'est une erreur grossière. Ces éruptions sont ordinairement arrondies par plaques pleines, et, dans les formes les plus tardives, elles prennent le caractère d'un anneau composé. Elles ont peu de tendance à suppurer. Lorsqu'elles ne suppurent pas, elles disparaissent en squammes minces pelliculées, grises ou furfuracées. Il y a quelquefois des croûtes plus petites ou plus grandes que la surface qui les produit; elles sont entourées d'un cercle rougeâtre, ramolli, verdâtre, brun ou fendillé; elles semblent articulées avec les surfaces qui les produisent. Lorsque des *ulcérations* sont survenues, les bords sont taillés à *pic*, mais l'ulcération ne tend pas à s'accroître; on ne voit jamais des *syphilides* ulcéreuses d'emblée. Les cicatrices ont quelque chose de particulier; elles se développent sans ulcération préalable dans les *formes papuleuses*, etc. Du tissu inodulaire succède à l'endroit où il y avait des papules. Il y a eu une phlébite plastique. Cela arrive souvent pour les *tubercules*. Il y a un autre signe très important de diagnostic, c'est le prurit. M. Ricord le considère comme le signe pathognomonique des maladies de la peau, tandis qu'il n'existe presque jamais dans les éruptions syphilitiques.

Etudions maintenant quelques maladies qui arrivent dans le cours de la période secondaire.

Les yeux sont un des organes le plus facilement atteints dans toutes ses parties ; mais nous ne nous occuperons que de *l'iritis*. On a contesté longtemps l'existence de l'iritis syphilitique ; aujourd'hui, il n'est plus permis d'en douter. Mrs Ricord, d'abord, puis Tavignot, Desmarres l'ont suffisamment prouvé. Il est facile de le constater par les lésions qui arrivent dans l'œil à chaque phase des accidents secondaires.

Je ne veux point entrer ici dans tous les détails de *l'iritis syphilitique* ; mais qu'on soit bien sur ses gardes ; qu'on fasse attention que l'œil peut se perdre dans le cours des accidents *secondaires ;* et, par ces accidents secondaires, on comprendra l'importance de ne pas laisser marcher la maladie. D'ailleurs, nous y reviendrons dans notre prochain ouvrage, avec tous les détails et tous les développements que nécessite un sujet aussi important.

Jusqu'ici, nous avons étudié les manifestations qui se produisent sur la peau, et nous n'avons pas parlé des *muqueuses*. — L'éruption se fait sur les *muqueuses* comme elle se fait sur la peau ; les formes sont les mêmes, les périodes sont identiques ; et, de plus, il peut survenir des accidents provenant du siége qu'affectent ces éruptions.

Pronostic des accidents secondaires. — S'ils ne sont pas graves à cause de leur curabilité et de la facilité que le médecin peut avoir de les guérir, ils sont graves, parce qu'ils sont le signe d'une altération profonde de l'économie. Ecoutons ici ce que pense M. Ricord : « On n'est pas maître, dit-il, de la *diathèse syphilitique*, si on est maître des éruptions à mesure qu'elles se produisent; on ne sait pas si la *diathèse* se détruit jamais ; on ne peut jamais dire qu'un homme soit guéri ; on guérit les accidents qui se manifestent, mais ils peuvent se reproduire. J'ai vu des manifestations arriver après 40 ans. »

Le pronostic est relatif aux âges; il est bien plus fâcheux chez les femmes enceintes que chez les adultes ; il peut tirer une gravité plus grande de *diathèse* déjà existante de maladies de la peau. C'est ainsi que les tuberculeux, les scrofuleux sont affectés d'une manière beaucoup plus grave. Sous le point de vue des conditions hygiéniques, les climats froids, les températures brusques, la misère, sont des circonstances fâcheuses, comme les excès de table, de liqueurs alcooliques nuisent à l'influence des médications et augmentent la gravité. Quand un individu n'a pas encore fait de traitement, les circonstances sont bien plus favorables ; et, sous le rapport de la forme, plus les manifestations sont rapprochées du début, plus le pronostic est favorable ; en un mot, on a presque la certitude de guérir les accidents secondaires ; mais on est incertain sur la possibilité de leur réapparition.

TRAITEMENT PROPHYLACTIQUE. — Il faut empêcher la diathèse et détruire la manifestation. On ne peut empêcher la diathèse de s'établir que par la destruction rapide de l'accident primitif. Ceci nous ramenerait à des appréciations très longues sur le *chancre induré* qui, comme nous l'avons vu, est cause de la diathèse. Je renvoie mes lecteurs à l'ouvrage que je publierai bientôt.

Traitement curatif. — Voyons le traitement des manifestations : « Plus la médication sera faite de bonne heure, dit M. Ricord, plus on aura de chances de guérir. »

Quelles sont les médications de la syphilis constitutionnelle? Il n'y a pas de remèdes qui n'aient leur application. Le régime d'abord, peut être d'un excellent secours; il ne faut pas qu'il soit excitant, mais nutritif et reconfortant. On a beaucoup vanté les anti-phlogistiques, mais c'était l'école physiologique qui prenait les vénériens en masse. Or, comme il y a à peine quelques chancres indurés sur une centaine de vénériens, on comprend très bien les succès qu'on obtenait; seulement le diagnostic était faux; ils doivent rester dans le traitement comme adjuvants, mais pas davantage. D'ailleurs on a pu voir dans l'énumération des symptômes que la diathèse emmenait l'*anémie;* or, le *mercure* qui va être notre plus puissant remède, emmène aussi la déglobulisation. Comment alors employer la saignée? C'est comme si l'on voulait employer les antiphlogistiques dans la *chlorose*, on augmenterait la maladie.

Quant aux sudorifiques, au gaïac, à la salsepareille, ils ont eu beaucoup de vogue, alors qu'on ne connaissait pas l'essence de la maladie ; mais aujourd'hui ils doivent être complétement rejetés. Les évacuants sont un bon moyen adjuvant, mais il ne faut pas en abuser, parce que les voies digestives doivent toujours être respectées, pour que le médicament le plus certain puisse facilement être soumis à cette grande voie d'absorption, je veux parler du *mercure*.

Médication mercurielle. — Le *mercure* est la médication obligée des accidents secondaires. Dans la plus grande majorité des cas, c'est, autant qu'on peut le dire, un *spécifique*. Pour bien administrer le mercure, il faut l'étudier, car il y a des préjugés pour son administration. On l'a considéré comme un stimulant, comme antiphlogistique, etc., etc. On pourrait trouver dans le mercure la cause de toutes ces idées.

Nous allons l'étudier, d'abord sous son action pathogénique ; secondement, dans son action thérapeutique.

Ou bien, le mercure est absorbé sans réaction et sans manifestations, ou bien avec des manifestations :

Dans le premier cas, il est anti-syphilitique ; dans le second cas, il ne l'est pas. Voici la loi que M. Ricord a posée: « L'action spécifique du mercure, dit-il, est en raison inverse de l'action hydrargyrique;» c'est-à-dire que, quand on remarque sur la peau des manifestations, on les observe aussi sur les muqueuses, qui deviennent réfractaires, et le mercure ne produit plus l'action spécifique. Dans ce cas, les manifestations syphilitiques, loin de guérir, augmentent de tout le mal que produit la médication. Le mercure a, dans ce cas, agi comme irritant.

Quelle est l'action générale du mercure ? — Qu'il soit absorbé par une surface ou par une autre, il arrive qu'à mesure qu'il est absorbé, il produit une stimulation. La *fièvre mercurielle* peut s'allumer, et il faut bien savoir que le mercure n'agit pas comme anti-syphilitique quand il produit la fièvre. Si le mercure est absorbé, sans que la surface soit irritée, il arrive à produire une action locale consécutive à l'action générale. Il produit un état qui va aboutir à une inflammation d'une surface quelconque. Si l'on étudie le sang, on voit qu'il y a une diminution de *fibrine*, et il peut produire alors la diarrhée, qui est une salivation intestinale, la *stomatite mercurielle*. C'est là la pierre de touche de l'action indirecte du mercure.

Nous pourrions étudier ici ce qui se passe dans ce cas, c'est-à-dire toute l'histoire de la stomatite mercurielle ; qu'il nous suffise de savoir que la *salivation mercurielle* ou le *ptyalisme* n'est pas une preuve que le malade guérit.

C'est dans les huit ou dix premiers jours de la médication qu'il faut étudier les accidents. Si l'individu passe cinq à six jours sans saliver, c'est une preuve qu'il ne salivera pas. Si après huit jours on augmente la dose et que le malade salive, c'est par l'action immédiate du *mercure*, et alors il n'y a qu'à suspendre l'administration du remède pour guérir les ulcérations qui auraient pu survenir dans la bouche. Il faut remarquer ici ce point important, que jamais l'action *mercurielle* locale existe passé le temps où le mercure cesse d'être donné. *Le mercure* peut encore agir sur les centres nerveux, produire un *tremblement mercuriel* et conduire à la paralysie. M. Ricord n'en a observé qu'un seul cas, chez une femme à qui on avait administré des fumigations de cinabre; mais il faut en tenir compte. Telle est l'action pathogénique du mercure.

La médication anti-hydrargyrique doit consister, avant tout, dans la suppression de l'agent qui lui a donné lieu. L'emploi des sulfureux est un bon moyen. Ainsi, on fait un opiat avec :

Fleurs de souffre.......... 4 grammes.
Miel...................... q. s.

Opiat qui agit comme laxatif, et que l'on fait prendre dans les vingt-quatre heures. L'acide chlorhydrique est d'un très grand secours dans les ulcérations des muqueuses, sur lesquelles le mercure a sévi. Cet acide, d'après M. Ricord, est le spécifique des ulcères mercuriels ; il n'en a jamais vu qui puissent lui résister, mais il faut avoir soin de l'employer pur et fumant, et de ne pas toucher aux dents. Voici d'ailleurs la formule que donne ce chirurgien, quand on veut employer cet acide en gargarisme :

Eau de laitue.	50 grammes.
Acide chlorhydrique . . .	20 gouttes.
Miel rosat	50 grammes.

Si la diarrhée existe après qu'on a suspendu le médicament, on a un adjuvant puissant dans l'*opium*, et il n'est pas vrai, comme on l'a dit, que l'*opium* empêche l'action anti-syphilitique du mercure.

Doses auxquelles on doit administrer le mercure.

Les doses sont relatives aux individus. Il faut d'abord commencer par une dose qui ne produise pas d'accidents. Ainsi, *cinq centigrammes de proto-iodure* ou *un centigramme de sublimé*, ou *quatre grammes d'onguent mercuriel.* On fait attention à l'action pathogénique du remède, et si, après sept à huit jours, rien de fâcheux n'est survenu et que la manifestation syphilitique subisse quelque modification favorable, ne changez pas, continuez la même dose. Si on n'a obtenu ni bien ni mal après ce laps de temps, il faut augmenter la dose, jusqu'à ce que l'individu soit impressionné. « Vous trouverez des gens, dit M. Ricord, chez qui l'action pathogénique du mercure arrive toujours sans son action thérapeutique. Ne désespérez pas ! voyez si cela ne tient pas à la porte d'entrée ou à la préparation du médicament, et presque toujours vous arriverez à la tolérance ! »

Combien de temps faut-il continuer l'emploi du mercure? —Le symptôme a disparu ; mais il faut l'empêcher de se reproduire et pour le malade et pour le descendant. Autant le premier est facile à enlever, autant le second est difficile. M. Lagneau a voulu employer une espèce de demi-traitement. Hunter proportionnait la quantité de mercure à l'étendue et à la durée de la surface ulcérée; Dupuytren donnait autant de mercure après la guérison de la manifestation, qu'il en avait donné pour arriver à cette manifestation ; « mais, dans tous les cas, dit M. Ricord, « l'on a eu des récidives ou des recrudescences, et plus « un traitement sera continué sans accidents, plus on « aura de chances d'empêcher les récidives ou de « nouvelles manifestations. » La moyenne de la durée efficace du traitement est, d'après ce chirurgien, de six mois ; mais il faut que le malade soit toujours soumis à une surveillance active, et rende compte à son chirurgien des moindres symptômes qu'il éprouvera.

Quelles sont les portes par lesquelles le chirurgien peut introduire le mercure dans l'économie? — Toutes les surfaces absorbantes peuvent être utiles à différents degrés et dans diverses circonstances. En première ligne, les muqueuses et surtout la muqueuse gastro-intestinale; puis, la peau surtout dans les endroits où elle est la plus lâche, sont autant de portes que le chirurgien doit connaître et dont il doit savoir faire usage.

Voyons quelles sont les formes mercurielles dont l'emploi est préféré. Il y a deux grandes classes : les médicaments insolubles et les médicaments solubles.

Il est évident que c'est le mercure seul qui agit, mais le mercure débarrassé de ses éléments, puisque, si un composé de mercure par exemple, agit, et qu'on le divise en son élément, l'élément n'agira plus, tandis que le mercure agira. Un chimiste moderne, M. Mialhe, a prétendu que le mercure n'agissait qu'à l'état de bi-chlorure et que tous les médicaments mercuriaux, jusqu'ici employés, se changeaient en bi-chlorure dans l'estomac. Voici ce que pense de cela M. Ricord : « La « doctrine de M. Mialhe, dit-il, est belle dans le labora- « toire; mais, voici une objection capitale : si toute « préparation mercurielle dans l'estomac se réduit en « bi-chlorure, les préparations que l'on met sur la peau « et qui produisent des effets identiques à ceux de bi- « chlorure dans l'estomac ne se changent pas en bi-chlo- « rure. » Il n'est donc pas nécessaire que la préparation soit du bi-chlorure pour agir. Le mercure agit comme mercure métallique très divisé.

Les préparations solubles ont le grand avantage de se diviser facilement, mais elles ont l'inconvénient d'être très énergiques, très actives pour produire des accidents locaux, accidents qu'il faut absolument empêcher pour ne pas empêcher l'action générale du médicament.

M. Ricord, et nous nous rangeons volontiers à son avis, préfère les préparations insolubles, parce qu'on arrive plus tôt à l'action mercurielle. Il faut chercher celles qui produisent le moins d'effets locaux et le plus d'effets thérapeutiques. Si malgré ce que j'ai rapporté on voulait admettre la doctrine de M. Mialhe, on aurait cet avantage : que le proto-iodure se change lentement en bi-chlorure qui serait absorbé à l'état naissant. « Toutes les théories doivent tomber devant les faits, dit M. Ricord. Le proto-iodure est la meilleure des médications, parce qu'il produit le plus d'effet thérapeutique et le moins d'action irritante. Il y a des individus qui ne sont pas impressionnés par elle, c'est alors qu'on doit essayer des autres, mais toujours avec sagesse et avec prudence.»

Il nous faut maintenant étudier les formes pharmaceutiques sous lesquelles le mercure a été employé. Pour la peau, on s'est servi longtemps de l'*onguent mercuriel*. C'est bon, quand on ne peut pas faire autrement, et on l'emploie alors à la dose de *quatre à huit grammes*, plusieurs fois par jour, et sur diverses parties alternativement. Les emplâtres rendent aussi de grands services. Ce moyen, déjà très ancien, a été remis en honneur par M. Ricord, qui en a retiré de très bons effets. Les bains avec le sublimé, à la dose de *dix à soixante grammes*, ont été employés, et ici, se trouvent en opposition les idées de deux praticiens distingués. M. Ricord ne les considère que comme une méthode très exceptionnelle. M. Trousseau assure qu'ils produisent d'excellents résultats. Il me semble qu'ils sont utiles, lorsque l'éruption se complique d'une autre éruption. Le *cinabre*, à la dose de *huit à douze grammes* en fumigations est, pour M. Ricord, une excellente médication dans les accidents secondaires.

Quelles sont les préparations que l'on a données par les voies digestives? — La liqueur de Van-Swieten, que M. Mialhe a modifiée sans avantage, je crois. C'est une préparation qui est assez mal supportée par les malades, mais qui, cependant, est bonne et produit la guérison.

Une autre préparation, qui donne aussi de bons résultats, c'est le sirop de M. Larrey, dont on prend quelques cuillerées par jour, et dont voici la formule :

Sirop de Cuisinier	500	grammes.
Chlorhydrate d'ammoniaque. .	25	centigram.
Bi-chlorure de mercure. . . .	25	centigram.
Extrait thébaïque	25	centigram.

Une forme très commune, qui est le plus souvent employée à l'Hôpital du Midi, et qui est le mieux tolérée, c'est la forme en pillules des préparations insolubles. M. Ricord préfère le proto-iodure, et voici la formule:

Proto-iodure de mercure	3	grammes.
Thridace	3	grammes.
Extrait thébaïque	1	gramme.
Extrait de cigüe.	6	grammes.

On fait soixante pillules, dont on prend de une à huit par jour.

Il y a encore des pillules très employées, ce sont celles de Dupuytren, dont chacune contient un centigramme de bi-chlorure.

Voilà quelles sont les préparations les meilleures, et celles que le praticien doit toujours employer. Il y en a beaucoup d'autres qui, lorsqu'elles peuvent être utiles, ont toujours pour base un agent mercuriel, et alors il vaut mieux employer celles que nous avons indiquées plus haut, avec détail.

Il est quelques adjuvants qui peuvent être utiles : ainsi, on peut donner pour tisanne, la saponaire, la douce amère, etc., les sirops amers ; mais ce qui est le plus utile c'est le fer, comme le fait très bien remarquer M. Ricord. Il semble que ce soit une contradiction, mais qu'importe, puisque les malades en retirent un avantage réel.

On dit que le mercure a des inconvénients, c'est une erreur profondément enracinée dans l'esprit du public et même de certains médecins ; cette erreur résulte de l'emploi qu'en ont fait ceux qui ne connaissaient ni ses effets thérapeutiques, ni ses effets pathogéniques. Il faut une longue expérience, une connaissance des effets que produit ce remède, et c'est alors le meilleur médicament que l'on puisse employer contre les accidents secondaires.

Que quelqu'un nous donne un autre agent aussi puissant contre ces maladies, et je serai le premier à l'employer ; mais que, par une fâcheuse complaisance, par des craintes chimériques, j'abandonne un médicament qui guérit toujours, ce serait une erreur grossière et un malheur pour l'humanité.

Je ne veux pas terminer ce qui a rapport au traitement des accidents secondaires, sans dire un mot des préparations d'or et d'argent vantées dans notre dernière époque par M. Chrestien de Montpellier et son école. M. Ricord dit : « l'or n'est qu'une chimère pour la syphilis. » Les Cullerier l'ont expérimenté sérieusement et l'ont rejeté ; Biett, qui observait si rigoureusement, a fait aussi des expériences et l'a rejeté ; moi aussi, je l'ai employé, et je trouve qu'il ne produit aucun bon résultat. Il en est de même des préparations d'argent, elles ne peuvent être employées avec avantage.

Manifestations tertiaires.

« Ce n'est pas une division arbitraire, dit M. Ricord ; si elle n'avait pas une utilité pratique, il ne faudrait pas s'en occuper ; mais elles constituent une phase très importante, » distinction déjà sentie par Hunter. Ces accidents n'arrivent que par le chancre induré ; ils suivent toujours les accidents secondaires et ne peuvent jamais survenir avant eux ; ils ne se manifestent guère qu'après le sixième mois de l'infection, et malgré toutes les observations que l'on a faites, malgré tous les travaux auxquels M. Ricord s'est livré sur ce sujet important, on n'est pas encore arrivé à savoir s'ils sont obligés pour celui qui a la syphilis. Ils ne se transmettent plus par l'hérédité, mais ils sont la cause des scrofules, comme M. Lugol l'a très bien fait remarquer dans son beau travail sur les scrofuleux.

Siége des accidents tertiaires.

«Il n'y a aucun tissu dans l'économie, dit M. Ricord, qui ne puisse être pris par les accidents tertiaires. Les tissus cellulaires muqueux, fibreux, osseux, les glandes, le testicule, le foie, les poumons, le cerveau, les muscles, le cœur, malgré l'opinion de Hunter, qui disait que la syphilis n'atteignait pas les muscles, tout peut être envahi.» Il y a des parties qui sont prises plus facilement: telles sont par exemple les tissus osseux et glanduleux. Ici, va apparaître un accident terrible, c'est le *sarcocèle syphilitique*, dont on fait remonter l'histoire à nos jours. Nous ne le considérons ici que comme accident, nous en traiterons tout au long dans un autre temps et dans un autre ouvrage.

Le testicule n'est pas le seul organe qui se prend dans la période tertiaire ; il arrive aussi des altérations du tissu musculaire, altérations qui ont été longtemps méconnues et sur lesquelles M. Ricord, le premier, a appelé l'attention. M. Bouisson de Montpellier, après lui, a fait là-dessus un travail très remarquable, que l'on peut consulter avec fruit. C'est dans tous les cas une dégénérescence plastique, qui chez les uns reste à l'état plastique et chez les autres entre en suppuration. Il se développe aussi pendant cette période des *tumeurs gommeuses*, ce sont des *tubercules* du *tissu cellulaire* qui se développent partout et qui peuvent arriver dans le foie, dans le cerveau ou dans le poumon. C'est une variété des accidents tertiaires que le chirurgien doit toujours redouter, que nous ferons connaître plus particulièrement, mais qui, nous devons le dire maintenant, tend à la désorganisation. « Cette question touche de très près, dit M. Ricord, à la phthysie. Le chirurgien doit toujours songer à la curabilité. »

J'arrive à la lésion du tissu osseux et fibreux. Ici, se rencontre d'abord la douleur, *douleur ostéocope*, propre à la période tertiaire très différente de celle de la deuxième période. La douleur ostéocope n'a pas de terme pour son apparition. Comme tout autre phénomène tertiaire, elle se montre depuis le quatrième mois de l'infection générale, jusqu'à la dixième ou la trentième année. Elle se montre là où plus tard se développent les lésions du périoste ou du tissu osseux, dont elle est le signe avant-coureur. Les os les plus matelacés sont ceux qui y sont le plus sujets, on ne connaît pas la cause qui la produit ; mais, je dois ici combattre une opinion encore en crédit chez un bon nombre de praticiens, c'est-à-dire, que les douleurs ostéocopes seraient dues à l'administration du mercure. A cette assertion complètement fausse, on peut répondre, dit M. Ricord, « 1° que le phénomène a été signalé et décrit à propos de l'épidémie de 1493, alors que le mercure n'était pas connu, ni donné comme anti-syphilitique; 2° que sous l'empire de la doctrine physiologique, alors que la réprobation absolue existait pour la doctrine hydrargyrique, ces douleurs ne se manifestaient pas moins à la suite de l'infection syphilitique: 3° que chez les mineurs et chez les doreurs, chez lesquels il se fait une active absorption de mercure; que chez les Indiens, que chez les Anglais qui font du calomel un emploi outré, il ne se manifeste aucune douleur. « Les caractères de cette douleur sont faciles à constater par les antécédents, la cause de la syphilis. Elle s'accompagne de changement de coloration, de volume de la partie; le début est latent, faible, puis augmente et s'éveille avec intensité sous une cause mécanique. Alors, la pression, le toucher, le mouvement, l'exaspération et des différences notables la distinguent de la douleur des accidents secondaires. Aussi, pendant que la douleur *ostéocope* est accrue par la moindre violence, la douleur rhumathoïde faiblit et disparaît sous la pression; la douleur *rhumotoïde* est ambulante, envahit plusieurs articulations à la fois, la douleur *ostéocope* conserve sans cesse le point sur lequel elle est apparue. D'abord, elle est solitaire, et de plus nocturne, en ce sens, qu'elle arrive pendant que l'on dort; soit le jour, soit la nuit.

C'est ici maintenant que se trouveraient placées les lésions du tissu osseux, les périostoses, la série de leurs symptômes et de leurs signes différentiels; mais nous ne faisons que de les constater, en nous réservant de revenir plus tard et donner, à ce sujet, toute l'extension qu'il mérite. Il en est de même des lésions des voies lacrymales, qui ne sont souvent que la conséquence d'une *osteïte* de l'*apophyse montante du maxillaire supérieur*. Là se termine la série des accidents tertiaires; mais la syphilis s'arrête-t-elle là, et ne peut-on pas admettre un quatrième degré d'une manière rigoureuse? On peut l'admettre, d'après M. Ricord, et c'est ce qu'il appelle la *cachexie syphilitique*. Je dois avouer que je n'ai pas encore vu des cas de ce genre ; mais voici ce que rapporte M. Ricord sur ce point :

« La cachexie syphilitique, dit-il, n'a pas de caractères tranchés, c'est là la syphilis arrivée au dernier terme de la troisième période ; elle est rare aujourd'hui. Elle peut résulter d'une mauvaise constitution, de complications morbides, de médications mal faites, mal dirigées ou intempestives, et de la persistance de certains accidents syphilitiques tertiaires; elle peut être aussi le résultat d'une réfraction aux médicaments. Y a-t-il un cachet particulier? Comme période, elle diffère des autres en ceci, c'est que c'est le terme le plus grave. Les médicaments n'ont plus de prise.

« Elle va toujours en s'aggravant, c'est l'exagération ou la multiplicité des dernières formes que nous avons étudiées. La peau devient terne, elle n'a plus de luisant, l'intelligence s'éteint, les passions n'existent plus, il survient des ulcérations, des hémorrhagies, des nécroses, la fièvre se déclare avec des exacerbations le soir, et quelquefois cette fièvre existe seule, sans aucune manifestation. La toux, l'aphonie, la diarrhée colliquative sont les derniers symptômes de cette période terrible, et la mort survient. »

Heureusement, cet état devient de jour en jour plus rare, et il faut espérer qu'il disparaîtra peu à peu du cadre pathologique.

Traitement des accidents tertiaires.

Avant d'entrer dans les détails du traitement, il nous faut résoudre plusieurs questions qui s'y rapportent.

Tout individu ayant subi la diathèse syphilitique doit-il fatalement avoir des accidents tertiaires? — Eh bien! on ne peut pas résoudre cette question par l'affirmative, parce qu'il y a des exemples qui prouvent que ces *accidents tertiaires* peuvent ne pas arriver. Cependant, quand les *accidents secondaires* n'ont pas été convenablement traités il y a une grande tendance à ces *accidents tertiaires.*

Peut-on les prévenir?—Il est incontestable que plus la médication des *accidents primitifs* et *secondaires* a été bien faite, plus on a de chances à ce que l'apparition des *accidents tertiaires* soit reculée ou indéfiniment empêchée. La médication des *accidents tertiaires* n'appartient plus au *mercure*, mais aux composés de l'*iode* et en particulier à l'*iodure de potassium.* M. Ricord le considère comme une des plus belles conquêtes de notre époque. L'*iodure de potassium*, dit-il, est aux *accidents tertiaires* ce que le *mercure* est aux *accidents secondaires*, c'est-à-dire qu'on ne peut pas plus guérir les *accidents tertiaires* sans *iodure de potassium*, qu'on ne peut guérir les *accidents secondaires* sans *mercure.* Ce médicament est d'autant meilleur qu'on s'éloigne plus des *accidents secondaires*, et pour obtenir des résultats étonnants, à cause de la rapidité de la guérison, il faut joindre l'*iodure de potassium* au *mercure*, et les donner simultanément.

Il faut connaître l'action pathogénique de l'*iodure de potassium*, pour ne pas être étonné de certains symptômes qui peuvent se présenter dans le cours de son emploi.

L'*iodure de potassium* peut produire sur la peau diverses éruptions, et ce qui fait distinguer ces éruptions des éruptions *pustulo* ou *vesiculo-syphilitiques,* c'est qu'à peine on a cessé l'emploi de l'agent qui les a produites, que les boutons se flétrissent et disparaissent. Ordinairement, elle ne dure pas plus d'un septénaire; d'ailleurs, les formes de cette éruption peuvent varier à l'infini.

Ce médicament agit aussi sur les muqueuses. Il peut produire une *conjonctivite*, un *corysa*, mais il n'y a jamais de réaction fébrile, et tout cesse par la discontinuation de l'emploi du remède.

Les voies digestives sont légèrement altérées ; il y a augmentation d'appétit et augmentation de nutrition. Il peut cependant arriver un peu de *fluxion* vers l'estomac et un peu de *diarrhée.* D'après les recherches nombreuses qui ont été faites, on en est aujourd'hui à croire que l'*iodure de potassium* produit dans le sang des effets anti-plastiques; dès-lors il faut en tenir compte dans les *hémorrhagies.*

A quelle dose et sous quelle forme faut-il administrer l'iodure de potassium ? — Autant on obtient de bons effets à doses élevées, autant vous ne produirez rien si vous le donnez à petites doses. C'est encore M. Ricord qui a fixé là-dessus l'attention des praticiens. Il faut commencer par *un gramme* par jour, divisé en trois doses, puis arriver rapidement à *deux* ou *trois grammes.* S'il n'y a pas d'accidents, déjà on pourra juger de l'effet thérapeutique du remède ; si l'effet thérapeutique ne se produit pas, et qu'il n'y ait pas d'accidents, il faut faire comme pour le *mercure,* aller jusqu'à ce qu'il produise quelques effets. Il peut être administré de toutes les façons, excepté en pilules, parce qu'il absorbe l'eau de l'atmosphère et se dissout. M. Ricord préfère l'employer dans un sirop amer, parce que les amers sont bons pour les *scrofules*, et que les *accidents tertiaires*, comme nous l'avons vu, favorisent ou mènent aux *scrofules*. Voici la formule qu'il emploie :

Sirop de gentiane........	500 grammes.
Iodure de potassium......	30 grammes

à prendre par cuillerée.

Le régime est un adjuvant puissant, les côtelettes, le bon vin, la suppression des farineux et des laitages, et avec cela les promenades à la campagne, les exercices physiques et moraux.

DE LA

SYPHILIS CONSTITUTIONNELLE

CHEZ LES ENFANTS.

Comme on ne reçoit pas d'enfants à l'Hôpital du Midi, dirigé par M. Ricord, j'ai suivi assidument les visites et les leçons de M. Trousseaux, et je ne crois pouvoir mieux faire que de reproduire les cliniques que ce célèbre professeur a faites sur la *syphilis chez les enfants*, cliniques qui ont été recueillies et publiées dans la *Gazette des Hôpitaux*, par notre estimable confrère et ami, le docteur AUGUSTIN BERNARD.

« La syphilis chez les enfants nouveaux-nés, c'est-à-dire chez les enfants de deux ou trois mois, est une des maladies les plus graves ; elle a des formes bénignes au début, mais elle augmente de gravité à mesure qu'elle devient plus ancienne ; elle est presque toujours mortelle.

Cette affection syphilitique se reconnaît par les caractères suivants, que je vais tâcher d'énumérer les uns après les autres par ordre de fréquence. Très peu de jours après la naissance ordinairement le nez commence à être pris des accidents de syphilis ; cela arrive sans exagération quatre-vingt-dix fois sur cent.

Toutes les fois que vous verrez chez l'enfant un *coryza* persister avec opiniâtreté sans avoir les caractères du *rhume de cerveau*, méfiez-vous-en. Je dis sans avoir les caractères du rhume de cerveau, car ces caractères sont ceux d'un *catarrhe aiguë* ; l'enfant a les yeux pleureurs, la muqueuse nasale gonflée ; il s'écoule de la mucosité limpide d'abord, puis épaisse ; l'enfant est, comme l'on dit, très morveux. Le *coryza syphilitique* commence, comme le *rhume de cerveau*, par *l'éternument* et *l'enchifrenement* ; mais il n'a pas les autres caractères d'acuité. La mère s'aperçoit que l'enfant respire bruyamment par le nez quand il tette ; qu'il a de la difficulté pour respirer, et que l'air s'introduit avec peine dans les fosses nasales ; de celles-ci s'écoule un liquide ténu et non muqueux, puis ce liquide s'épaissit et se concrète un peu autour du nez. Le *coryza* marche cependant ; la difficulté de respirer augmente chaque jour, et l'enfant arrive au point de ne plus pouvoir prendre sa respiration. L'allaitement devient très difficile, l'enfant est obligé de retenir sa respiration comme un homme qui boit, et de recommencer ensuite. Mais la sérosité se change en *mucus puriforme*, toujours ténu, non consistant, dans lequel se mêle très souvent de la sérosité ensanglantée en assez grande abondance. Cependant, la maladie marche, et après un mois le nez de l'enfant n'est plus très saillant ; il s'écrase, et quelquefois à peine voit-on la saillie de ses ailes. La difficulté de respirer est alors à son comble, l'écrasement de la voûte nasale survient, et alors, il n'y a plus de respiration par le nez. Voici le *coryza syphilitique*; mais ces manifestations ne se bornent pas là. Voyons quelles sont les autres parties qui sont affectées.

Ordinairement, le pourtour de l'anus, la partie postérieure des fesses, des cuisses, du pli de l'aine, des plis des cuisses, chez les enfants gras, offrent des lésions remarquables. D'abord il y a des taches rouges qu'on dit cuivrées, quoique cette couleur manque souvent. Au début, ces taches ne présentent pas de saillie, ce sont de simples macules; mais peu de temps après, elles s'élèvent; le derme durcit comme la base d'un chancre induré, le pourtour de la tache s'élève, tandis que le milieu se creuse; bientôt elle s'excorie et présente la *pustule muqueuse* comme celle que l'on rencontre chez les femmes malpropres. C'est alors le *tubercule muqueux syphilitique*. Deux, trois, quatre de ces tubercules placés isolément, constituent une couronne autour de l'anus, se confondent peut-être dans l'intérieur du *rectum*, et forment des festons et des découpures produits par la rencontre de leurs circonférences. En même temps, presque toujours, il existe des *fissures syphilitiques*, et à la peau des fesses, des cuisses, de l'érythème vésiculeux, petites ulcérations superficielles qui n'ont point le caractère de celles qui surviennent chez les enfants atteints de *diarrhée*; quatre, six, vingt se réunissent et forment des dessins semblables à ceux qui se forment sur la peau des enfants atteints de *rougeole confluente*; il y a des intervalles blanchâtres, une multitude de dessins bizarres formés par ces taches. Bientôt ces *ulcérations serpigineuses* se creusent et font ressembler la peau à l'écorce d'un arbre où les insectes ont fait leur galerie. Ces *tubercules muqueux* et le *coryza* trompent le plus facilement le médecin.

Du côté du visage ou de la peau apparaissent des manifestations moins appréciables, mais d'une si grande valeur, qu'avec l'habitude de voir des enfants syphilitiques, ce caractère que je vais signaler me sert à constater la syphilis.

L'enfant a une certaine teinte, une coloration de la peau qui ressemble à celle des Asiatiques. La peau est jaune café au lait, comme si elle avait été exposée longtemps à la fumée; coloration empyromatique, comme celle qui existe aux doigts quand on a l'habitude de faire des cigarettes. Cette teinte bistrée est peu prononcée au début; mais elle est quelquefois considérable. Regardez bien, et vous êtes sûrs de l'apercevoir au front, aux sourcils et au menton; vous verrez ces taches bistrées plus foncées aux sourcils, un peu boutonnées au menton; la peau est rugueuse, les squames s'enlèvent; mais si elles sont dures et qu'elles restent déposées pendant longtemps, il se forme des croûtes épaisses sur les arcades sourcillères et sur le menton. Cependant cette coloration s'étend sur tout le reste du corps. En même temps, taches nombreuses de *roséole syphilitique* qui ont laissé des taches bistrées analogues à celles qui restent après une *rougeole* grave. Il se passe encore du côté de la peau des phénomènes importants, là où les *squames* se forment le plus; les sourcils tombent, les cils tombent, les paupières s'enflamment, les cheveux disparaissent, et on ne voit plus que quelques poils rares étiolés comme chez les phthisiques.

Chez ces mêmes enfants, du côté des pieds et des mains, il se passe des phénomènes capitaux. Regardez le pied, la plante en est gonflée, plus saillante que celle d'un enfant bien portant; la peau y est lisse et brillante comme la pelure d'un oignon rouge; sa couleur est d'un rose vif. En même temps, remarquez autour des ongles des orteils : il y a ulcération autour des ongles, *onyxis*, chute des ongles; relevez leurs petits orteils, presque toujours, au niveau des plis, il y a déchirure et exsudation séreuse. A la partie supérieure du pied, il n'y a presque rien; mais les mêmes phénomènes, quoique moins souvent, s'observent sur les mains; celles-ci sont fermées; si on les ouvre, on les fait saigner; il y a de l'ulcération et de la suppuration autour des ongles. Cependant, *l'affection exzémateuse*, dont le siége principal est aux mains et aux pieds, envahit quelquefois la peau, le plus souvent celle du visage, et, au lieu de quelques croûtes, on a un *eczéma universel*.

Les *fissures labiales* sont très communes chez les enfants; il suffit que le vent soit au nord pour qu'on aperçoive chez eux des fissures toutes normales. Mais, chez les enfants syphilitiques, on connaît ces fissures sous le nom de *psoriasis* autour de la bouche. L'épiderme des lèvres tombe, se régénère, tombe encore et acquiert dans tout cela une grande friabilité. Ces fissures ne se manifestent pas sur la ligne médiane, mais tout alentour. Les lèvres se plissent et se froncent; l'intensité de la douleur amène la contracture du muscle labial, comme dans la fissure de l'anus existe la contracture du *constricteur anal*. L'existence de ces fissures est d'une si haute importance qu'elles suffisent souvent pour fixer votre diagnostic.

Voici les lésions pathologiques, les manifestations de la peau, voyons ce qui se passe du côté des muqueuses et du canal alimentaire, de la bouche, de l'intestin, des organes annexes, des os.

Si vous faites tirer la langue, vous y voyez une teinte uniforme, avec quelques points d'une couleur particulière, des taches comme des lentilles, où l'épiderme a disparu, quelquefois des tubercules, mais très rarement. Le plus souvent, il n'y a rien du côté de l'estomac ni de l'intestin; mais assez souvent apparaissent, du côté du *rectum*, des désordres graves qui expliquent pourquoi l'enfant a de la *dyssenterie*; il est excrété du sang de l'intestin; ce sang provient d'ulcérations superficielles; les mucosités rendues sont sanguinolentes, et beaucoup d'enfants meurent de cela.

M. Gubler, le premier, a signalé les lésions du foie particulières chez les enfants syphilitiques; le foie prend la couleur de cuir tanné et acquiert une dureté extraordinaire; il est difficile à couper, et, si on en regarde un morceau au microscope, on voit que les vaisseaux sont oblitérés, comprimés qu'ils sont par la *lymphe plastique* qui se développe autour d'eux. Depuis, on a constaté cet état du foie chez le vivant, et, si on connaît l'importance de cet organe dans la vie intra et extra-utérine, on comprendra comment existe en même temps la dissolution du sang. L'enfant syphilitique est pâle ; si vous le piquez, vous avez de la sérosité au lieu de sang; s'il meurt, le sang ressemble à de la lavure de bouteille. Cela vous montre comment la syphilis est si grave chez l'enfant; car si chez l'adulte elle amène rarement la mort, parce qu'elle se manifeste par des lésions souvent extérieures, chez l'enfant elle attaque des organes si importants que leur existence ne peut manquer sans compromettre la vie.

Les os sont rarement malades; pourtant, chez quelques sujets, se développent des *tumeurs osseuses* considérables dans les os du carpe, du métacarpe, du tarse et du métatarse ; quelquefois, mais très rarement, il y a gonflement de ces os.

L'origine de la syphilis chez les enfants est très obscure. Quand on interroge les femmes, elles ont soin de répondre qu'elles n'ont jamais rien eu ; les difficultés sont plus grandes dans les hôpitaux, parce que ces femmes craignent d'être envoyées dans les hôpitaux spéciaux, ou même ne savent pas qu'elles ont un écoulement, un chancre, etc. Dans la pratique civile, les malades savent mieux ce qui se passe du côté de leurs parties génitales; mais elles se cachent, et ce n'est qu'avec peine qu'on peut arriver à la vérité.

On a prétendu que le père ne pouvait transmettre la syphilis immédiatement, c'est une erreur. Il paraît que le père peut transmettre la syphilis, j'en ai la conviction ; je pourrais vous citer plusieurs faits desquels il résulte que la syphilis se transmet du père à l'enfant par le sperme. Alors nous pouvons nous expliquer comment des femmes peuvent ne pas avoir eu la syphilis et les enfants l'avoir, puisque les pères l'ont eu ou l'ont encore. Il faut admettre que si la syphilis est souvent transmissible par la mère, souvent aussi elle est transmise par le père ; la mère n'a rien, et le sperme de l'homme a fécondé l'ovule avec une qualité spéciale. Il ne faut pas croire qu'il soit bien difficile de concevoir cela : le sperme transmet ses qualités physiques à son produit d'une manière extraordinaire; or, on transmet la phtisie, pourquoi ne transmettrait-on la syphilis?

Pronostic. — Je vous ai dit que la syphilis est fort grave ; quand elle se développe dans les trente premiers jours, elle est presque invariablement mortelle; après un, deux, trois mois, ordinairement elle est curable. Elle est grave, parce qu'un organe très important, le foie, est profondément atteint, parce que les malades ont des dyssenteries, des colites et prennent des péritonites suraiguës ; en un mot, cette affection est grave, parce qu'elle se complique d'accidents terribles qui emportent les sujets. Quand la maladie de la peau est très étendue, c'est un danger de plus. Je ne l'ai jamais vue survenir après le sixième mois, et, quand l'affection n'arrive pas après le cinquième, ordinairement il n'y a plus d'accidents, même dans l'âge adulte.

Traitement. — La thérapeutique reste le plus souvent impuissante; cependant, si les enfants sont syphilitiques après un mois, le traitement imposé à la mère ou à la nourrice amène fréquemment un amendement notable dans les symptômes. Quand l'enfant tette, outre le traitement de la mère, il faut traiter l'enfant par les bains de *sublimé*. Si on donne le bain à la mère et à l'enfant, le même bain sert, la quantité de *sublimé* reste en proportion la même (*sublimé*, 15 *grammes*). On donne tous les jours un bain ; l'amélioration est rapide ; vous modérez les accidents cutanés, l'état général et la *diathèse*. Vous pouvez encore donner à la mère le *mercure* à l'intérieur, à l'enfant la liqueur de Vanswietten (1 *gramme de sublimé corrosif* dans 1,000 liqueur) à la dose *d'un gramme* par jour ; vous pouvez aller graduellement jusqu'à *quatre grammes*. C'est un très bon remède, les enfants s'y habituent, et cela n'offense ni leur *estomac* ni leur intestin. »

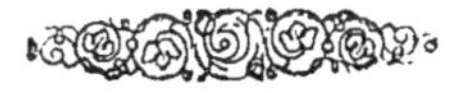

TABLE DES MATIÈRES.

ERRATA.

Page 12, ligne 10, *au lieu de :* céphale, *lisez* : céphalée.

Page 13, ligne 19, *au lieu de :* allopétie, *lisez :* alopécie.

Même page, ligne 27, *au lieu de :* calvétie, *lisez :* calvitie.

Page 14, ligne 6, *au lieu de :* diglobulisation, *lisez :* déglobulisation.

Page 17, ligne 6, *au lieu de* : l'affection, *lisez :* la flexion.

Typographie BENARD et Comp., pass. du Caire, 2.

www.ingramcontent.com/pod-product-compliance
Ingram Content Group UK Ltd.
Pitfield, Milton Keynes, MK11 3LW, UK
UKHW020403220726
13923UKWH00004B/1718